ÉTUDE

SUR LA NATURE ET SUR L'ÉTIOLOGIE

DE LA CHLOROSE

ÉTUDE

SUR

LA NATURE ET SUR L'ÉTIOLOGIE

DE LA CHLOROSE

PAR

Georges VÉNIEL

Docteur en médecine de la Faculté de Paris.

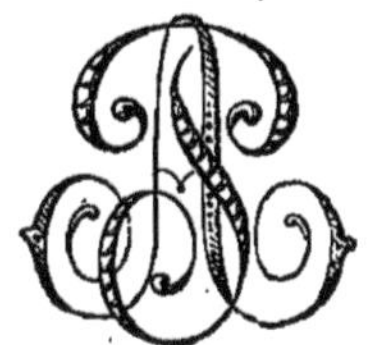

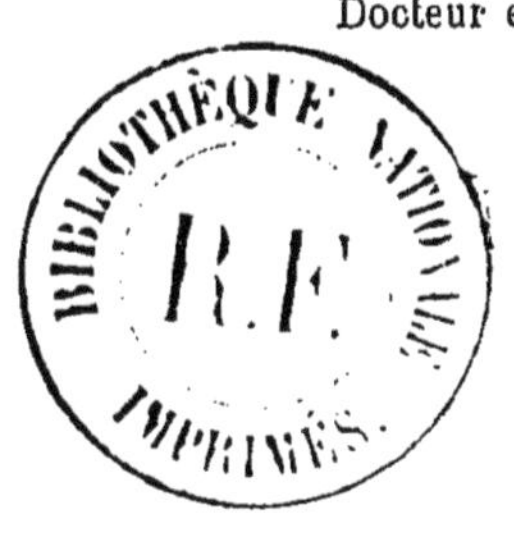

PARIS

IMPRIMERIE DE A. PARENT

IMPRIMEUR DE LA FACULTÉ DE MÉDECINE,

rue Monsieur-le-Prince, 31.

——

1873

AVANT-PROPOS.

Les auteurs ne sont pas d'accord sur la nature de la chlorose, sur les causes qui la produisent, sur les phénomènes qui la caractérisent et qui en font une maladie bien déterminée. Quelques-uns même assimilent complètement la chlorose à l'anémie et lui refusent une place particulière dans le cadre nosologique.

Ces questions de nature et d'étiologie sont-elles purement spéculatives?

Est-il indifférent pour le médecin que les problèmes qui s'y rattachent soient résolus dans un sens ou dans l'autre?

La réponse ne saurait faire l'objet d'un doute.

N'est-il pas évident, en effet, que le praticien dirigera sa thérapeutique d'une façon toute différente selon qu'il croira avoir affaire, soit à une névrose (Becquerel, Trousseau), soit à un état d'adynamie du tube digestif (Hoffman et Gardien), soit encore à un état d'asthénie du système sanguin (Boisseau) ou à un vice de sanguification (Blaud); selon qu'il considérera la chlorose comme une maladie constitutionnelle, ou bien qu'il la placera sous la dépendance de l'état maladif de certains organes, des organes génitaux, par exemple (Roche, Monneret); selon enfin qu'il attribuera à chlorose des caractères distinctifs (Nonat, G. Sée) ou qu'il la confondra entièrement avec l'anémie (Grisolle).

Mais l'importance qui s'attache à la solution de ces différentes questions ressortira avec plus d'évidence encore, s'il est possible, lorsque, ayant étudié comparativement la chlorose et l'anémie, nous aurons vu que celle-ci ne constitue jamais qu'un état morbide secondaire, c'est-à-dire qu'elle est toujours le résultat, soit d'une hémorrhagie traumatique ou non, soit de privations, soit d'une maladie aiguë ou chronique.

C'est lorsque nous aurons fait cette étude qu'il nous sera facile de voir combien l'emploi de ces mots : anémie, chlorose, chloro-anémie, pris à peu près indifféremment pour désigner des états morbides différents, peut entraîner d'incertitude dans le diagnostic et égarer la thérapeutique.

Ces considérations nous ont amené à penser qu'il ne serait pas sans intérêt de rechercher les conclusions auxquelles peut conduire l'étude des travaux contemporains et d'établir, chemin faisant, les conséquences qu'on en peut tirer pour le diagnostic et pour l'établissement d'une thérapeutique rationelle.

ÉTUDE

SUR

LA NATURE ET SUR L'ÉTIOLOGIE

DE LA CHLOROSE

Quatre ordres de faits, relatifs à la chlorose, attirent plus spécialement l'attention :

a. Les symptômes de cette maladie et l'altération du sang qui lui est propre ;

b. La spontanéité apparente ou réelle de ces symptômes ;

c. Leur analogie avec ceux de l'anémie ;

d. La proportion considérable de jeunes filles qui, au voisinage de la puberté, sont atteintes de cette affection.

Les symptômes de la chlorose, la spontanéité de leur apparition et, si je puis m'exprimer ainsi, la physionomie, l'allure qui leur est particulière, devaient amener la plupart des cliniciens à considérer la chlorose comme une véritable entité morbide.

La prédominance de certains signes, l'absence de quelques autres, devaient, d'un autre côté, les diviser sur la nature et sur les causes de cette maladie et leur faire assigner à celle-ci tel ou tel rang dans la nosologie, suivant qu'ils avaient été frappés davantage par tel ou tel de ses symptômes, par tel ou tel de ses caractères.

L'analogie des phénomènes, la similitude des analyses comparatives du sang, dans la chlorose et dans l'anémie, semblaient autoriser d'autres pathologistes à conclure que ces deux états morbides sont identiques.

Enfin, parmi les premiers, un certain nombre, frappés de ce fait que les femmes, surtout au moment de la puberté, sont atteintes plus souvent que les hommes, et dans une proportion considérable, professèrent que la chlorose est une maladie à peu près particulière à la femme, si même elle ne lui est complètement exclusive.

Le nombre et la complexité des phénomènes que l'on rencontre dans la chlorose, l'absence de toute lésion spéciale des solides, expliquent la divergence des opinions qui ont été émises sur sa nature et sur son étiologie. Bien que les travaux de MM. Andral et Gavarret, Becquerel et Rodier aient jeté quelque lumière sur ces questions, on peut dire encore que, si l'on rencontre un assez grand nombre d'auteurs d'accord sur l'interprétation d'un certain nombre de phénomènes, il est impossible d'en rencontrer qui le soient sur l'ensemble des questions qui ont rapport à l'étude de cette maladie.

On voit, par ce qui précède, qu'il est nécessaire, pour arriver à la connaissance de la nature et de l'étiologie de la chlorose, de faire l'étude à peu près complète de cette maladie. Chaque partie de son histoire viendra, comme nous le verrons, apporter son élément à la solution que nous nous proposons de rechercher.

Nous étudierons dans notre travail :

I. Ce que c'est que l'anémie, ce qu'il faut entendre par anémie au point de vue purement clinique.

II. L'altération du sang, dans la chlorose et dans les anémies.

III. Les symptômes et les complications de la chlorose.

IV. La nature et l'étiologie de la chlorose.

I.

DE L'ANÉMIE ET DES ANÉMIES. CE QU'IL FAUT ENTENDRE PAR ANÉMIE, AU POINT DE VUE PUREMENT CLINIQUE.

Bien que notre sujet ne comporte pas l'étude de l'anémie, il nous est impossible de ne pas dire, au début de notre travail où il en sera question à chaque instant, ce qu'il faut entendre par « l'anémie » et par « les anémies. » Cette explication est nécessaire pour éviter la confusion qu'il est possible de faire entre ces deux expressions.

D'une manière générale, on peut définir l'anémie :

Un état morbide caractérisé principalement et anatomiquement par une diminution notable et plus ou moins persistante, d'un ou de plusieurs des éléments constituants du sang.

Il résulte de cette définition :

Que le mot anémie ne correspond pas à une altération du sang toujours la même et que, par suite, il ne peut servir à désigner un état morbide bien déterminé ; que, s'il y a *des* anémies que l'on peut classer, soit d'après le mode d'altération du sang qui leur est particulier, soit d'après leur origine, il ne peut en être ainsi de l'*anémie* et que par conséquent cette expression, en tant que désignant un état morbide bien défini; ne saurait être employée.

Telle est la conclusion nécessaire à laquelle conduit

la définition de l'anémie faite à un point de vue purement anatomique.

Cependant le mot anémie, consacré par un long usage,
répond *cliniquement* à un état morbide parfaitement caractérisé. Pour ce motif on ne pourrait le rejeter sans
créer de nouvelles difficultés; mais il importe de déterminer rigoureusement le sens et la valeur qu'il faut
attribuer à cette expression : l'anémie.

Il y a plusieurs espèces d'anémies qui, différentes par
leur origine, présentent néanmoins une altération du
sang analogue et qui se manifestent par des symptômes
tout à fait semblables ; telles sont les anémies d'origine
hémorrhagique, quel qu'ait été d'ailleurs le mode de
production de l'hémorrhagie; telles sont également les
anémies d'origine respiratoire (G. Sée); sous le double
rapport de l'altération du sang et des symptômes, on
peut les rattacher à un type commun : l'anémie globulaire.

Or, des différents types d'anémies, « l'anémie globulaire, dit M. G. Sée (1), est le plus fréquent ; c'est le
type le mieux tracé, et depuis les belles recherches de
MM. Andral et Gavarret, de Becquerel et Rodier, on a
peu à peu identifié, d'une façon absolue, l'anémie et
l'aglobulie. »

Ceci posé, il ne saurait y avoir désormais, dans ce
travail, aucune confusion ; le mot anémie, employé au
singulier signifiera : l'anémie globulaire, l'anémie proprement dite.

(1) G. Sée. Des anémies, 1866.

Les anémies, qui, sous le rapport de l'altération du sang, peuvent être distinguées en oligaimique, globulaire, hydrémique, albumineuse, *sont toutes des états morbides secondaires*, car l'altération du sang qui correspond à chacunes d'elles est le résultat d'un état morbide antérieur.

L'anémie globulaire de la chlorose n'échappe pas à cette règle, et s'il est possible de la comparer et de l'identifier avec certaines anémies d'origine différente, il ne peut, selon nous, y avoir de comparaison possible à établir entre la chlorose elle-même et une anémie, c'est-à-dire entre une cause et un effet.

L'altération du sang dans la chlorose n'est pas plus spontanée qu'elle ne l'est dans les anémies. « Il n'existe pas d'effet morbide sans une cause déterminée puisée dans le milieu ambiant ou dans l'organisme (G. Sée); » elle a une cause qui, pour être encore discutée, n'en est pas moins réelle ; c'est cette cause, c'est cette maladie qui, eu égard à l'un de ses symptômes, a reçu le nom de chlorose.

Quelle que soit donc l'opinion qu'on veuille adopter sur la nature de la chlorose, c'est-à-dire sur l'origine de l'anémie chlorotique; qu'on la considère soit comme un trouble du système nerveux, soit comme un abaissement des fonctions de sanguification, soit encore comme une activité excessive des fonctions de développement ; dans aucun cas nous ne pensons qu'on puisse définir la chlorose : « la chlorose est une anémie.....» Pour nous, et ceci résulte de ce que nous venons d'exposer, cette définition, pour être exacte devra dire : « la chlorose *est une maladie* caractérisée anatomiquement par une anémie globulaire, etc... »

Nous n'aurons donc pas à faire, pour le même motif, le diagnostic différentiel de la chlorose et de l'anémie, mais à établir ce qui peut distinguer l'anémie de la chlorose des autres anémies et plus particulièrement de l'anémie proprement dite, de l'anémie globulaire.

II.

A. — DE L'ALTÉRATION DU SANG DANS LA CHLOROSE ET DANS LES ANÉMIES ;

B. — CARACTÈRES DISTINCTIFS DE L'ANÉMIE CHLOROTIQU ET DE L'ANÉMIE.

La chlorose, bien qu'étant toujours l'expression d'une même cause, ne se manifeste pas toujours par les mêmes symptômes. Si certains signes se retrouvent presque toujours dans les diverses manifestations de la chlorose, il en est d'autres qui n'apparaisent que sous le coup d'une complication. De même pour l'altération du sang ; elle peut varier de diverses manières : elle peut varier dans son intensité sans changer dans sa forme, c'est ce que l'on observe lorsque la chlorose est exempte de ses principales complications. Mais lorsqu'elle vient à se compliquer soit d'accidents hémorrhagiques, soit d'accidents dyspeptiques, soit encore d'une maladie comme la tuberculose, la constitution du sang reçoit nécessairement une nouvelle atteinte.

Nous avons donc pensé que l'altération du sang étant variable suivant l'intensité et la nature des phénomènes, son étude ne pouvait être faite d'une manière générale et qu'il y avait lieu, tout au moins, de la scinder en deux parties ; l'une appliquée à la chlorose simple, l'autre à la chlorose compliquée.

A.

I. — L'altération du sang dans la chlorose *simple*, c'est-à-dire exempte de toute complication, est caractérisée *primitivement* et exclusivement par la diminution plus ou moins considérable des globules rouges.

La fibrine, l'albumine, les matières grasses et les sels se trouvent sensiblement dans les mêmes proportions que dans le sang normal (Andral et Gavarret, Becquerel et Rodier).

Le chiffre des globules rouges est éminemment variable dans le sang des chlorotiques. Il s'élève ou il s'abaisse suivant l'intensité plus ou moins grande de la maladie, suivant que celle-ci s'améliore ou qu'elle fait des progrès.

De 127 à 130 pour 1,000, le chiffre des globules peut descendre à 90, à 80, à 60 et même jusqu'à 50.

D'après M. G. Sée, les globules rouges des chlorotiques présentent la même composition chimique que les globules du sang normal. C'est un caractère que personne ne conteste aux globules de l'anémie; c'est pourquoi M. Sée en conclut qu'il n'y a entre les globules rouges de l'anémie et ceux de la chlorose aucune différence.

Suivant M. Jaccoud (1), au contraire, les globules de l'anémie chlorotique présentent une altération *qualitative* qui les distingue des globules de l'anémie.

M. Jaccoud appuie son opinion sur les observations expérimentales de Duncan dont il formule ainsi les principaux résultats :

(1) Jaccoud. Traité de pathologie interne.

1° Chaque globule rouge contient moins de matière colorante (hémoglobine) qu'un globule sain ;

2° Le poids spécifique des hématies chlorotiques est abaissé et l'hémoglobine absente n'est remplacée par aucune autre substance.

3° Les globules chlorotiques placés dans une solution de chlorure de sodium laissent sortir leur matière colorante plus rapidement que les globules sains.

« Il est facile, dit M. Jaccoud, de saisir le grand intérêt de ces observations. L'altération *caractéristique* n'est plus seulement une absence relative de globules, *les hématies restantes sont elles-mêmes malades,* et, en fait, on peut dire que *les globules sont chlorotiques.* »

Et plus loin :

» La diminution de *l'hémoglobine* est la vraie lésion, et cette diminution a deux sources, l'une est l'abaissement du chiffre des hématies en bloc, l'autre, plus importante, *selon Duncan,* est la diminution de l'hémoglobine dans chacun des globules restants. »

M. Jaccoud accepte complètement les conclusions de Duncan, car nous lisons en tête du paragraphe qu'il consacre à la dyscrasie de la chlorose : « Le changement des globules n'est pas seulement une question de quantité, il y a surtout une modification qualitative qui achève de spécialiser la lésion. »

Et en tête du diagnostic de la chlorose :

« J'ai dit précédemment sur quelle *base anatomique* repose la distinction de la chlorose. Outre *ce caractère fondamental...,* etc. »

Nous pourrions accepter, sauf réserves, l'opinion de M. Jaccoud, basée sur les résultats des expériences de Duncan, si nous ne trouvions, exposé dans le même article, le résultat d'expériences faites par un autre pathologiste, résultat qui est tout à fait en contradiction avec les précédents.

En effet, nous lisons :

« Carl Schmitt *a démontré* récemment que si le sang des chlorotiques contient moins de fer, il ne s'agit que de la quantité absolue de métal contenue dans la masse du sang ; si l'on analyse 100 parties de globules, on voit qu'ils contiennent au moins autant de fer que 100 parties globulaires de sang normal. »

Et plus loin encore :

« L'hémoglobine est le seul agent fixateur de l'oxygène, *c'est le seul principe qui contienne du fer*. »

On voit que les résultats des expériences de Duncan et de Carl Schmitt sont contradictoires et qu'il faut absolument rejeter l'un si l'on admet l'autre. Car l'hémoglobine étant le seul principe qui contienne du fer, si la diminution de l'hémoglobine dans chacun des globules restants (Duncan) est un fait bien constaté, il s'en suit que chaque globule restant contient moins de fer ; mais alors que devient la *démonstration* de Carl Schmitt qui prouve que 100 parties de globules chlorotiques contiennent au moins autant de fer que 100 parties globulaires de sang normal.

Nous devons donc, jusqu'à ce que de nouvelles expériences soient venues confirmer celles de Duncan, admettre, qu'*au point de vue chimique*, il n'y a entre les globules rouges des chlorotiques et ceux des anémiques aucune distinction.

II. — Lorsque la chlorose, soit dès son apparition, ce qui est rare, soit par suite de ses progrès, ce qui arrive

Véniel.

assez souvent, se complique d'hémorrhagies considérables ou d'hémorrhagies moins abondantes mais fré-
quemment répétées, le sang finit par présenter une
altération plus complexe. La fibrine et l'albumine, après
des pertes semblables ne peuvent se renouveler dans
l'intervalle des hémorrhagies, et à l'anémie globulaire
vient s'ajouter une hypo-albuminose. Ainsi se trouve
constituée une sorte d'état morbide hybride, la chloro-
anémie qui participe à la fois des caractères et des symptômes de la chlorose et de l'anémie.

Ce qui le prouve, c'est que :

1° Désormais la maladie présentera, sans exceptions,
tous les symptômes des anémies et que, pour être éclai-
ré sur la cause première des phénomènes, le médecin
devra nécessairement recourir aux antécédents.

2°. Ni le traitement exclusif par le fer, ni le traitement exclusivement hygiénique et anti-hémorrhagique
ne sauraient avoir un succès complet. La thérapeutique,
pour amener, sinon la guérison, du moins une amé-
lioration de quelque durée, devra emprunter ses res-
souces en même temps aux martiaux, au traitement
anti-hémorrhagique et à l'hygiène,

B.

Nous avons vu que, sous le rapport de la constitution
chimique, les globules chlorotiques et les globules anémiques devaient être considérés, jusqu'à présent, comme
parfaitement identiques. Il en résulte, qu'*au point de vue
chimique*, l'anémie proprement dite et l'anémie chlorotique ne présentent aucune différence.

Mais est-ce à dire pour cela qu'on ne puisse trouver

une distinction à établir, sous d'autres rapports, entre l'altération du sang dans l'anémie et l'altération du sang dans la chlorose? et, ne peut-on considérer justement, comme un caractère distinctif, le processus de l'altération du sang dans ces deux états morbides?

Nous avons dit que l'altération du sang, dans la chlorose simple, est *primitivement* et exclusivement constituée par la diminution des globules rouges.

Primitivement, c'est là, croyons-nous, un des caractères qui peut servir à distinguer l'anémie chlorotique de l'anémie proprement dite et aussi des autres groupes d'anémies :

Les anémies sont dues à des causes d'origines extrêmement variées, les altérations du sang qui correspondent à ces diverses variétés d'origine peuvent, comme nous l'avons vu, être rangées sous quatre types principaux ; elles ont pour caractères :

1° De pouvoir porter à la fois et primitivement sur tous les éléments du sang ;

2° De pouvoir être uniquement constituées, au moins au début, par la diminution de principes constituants du sang autres que les globules.

Ainsi, par exemple :

a. — Les anémies d'origine hémorrhagique sont constituées *tout d'abord* par une oligaimie ; lorsque l'hémorrhagie n'a pas été très-considérable, cette anémie *totale* n'est que transitoire et se termine par une aglobulie identique, *au point de vue chimique*, à celle de la chlorose, mais qui s'en distingue par deux caractères :

1° Elle n'est que secondaire, elle succède à une oligaimie ;

2° Elle tend à cesser d'elle-même, plus ou moins rapidement, selon les cas, par la régénération des globules.

Mais si les hémorrhagies ont été considérables, ou bien si elles se sont renouvelées, avec fréquence, le sang perd définitivement, en même temps qu'une partie de ses globules, une partie des principes constituants qui se trouvent dans le plasma et en particulier une partie de son albumine.

b. — Enfin, dans *les* anémies, l'altération du sang peut consister *primitivement* en une diminution de l'albumine; c'est ce qui arrive pour les anémies qui succèdent à la maladie de Bright, aux pleurésies avec épan-chement, à la dysentérie, etc...

III.

SYMPTÔMES ET COMPLICATIONS DE LA CHLOROSE.

La chlorose et l'anémie présentant une altération du sang identique, il en résulte que ces deux états morbides doivent présenter et présentent, en effet, un grand nombre de symptômes communs. Il n'y a guère entre ces symptômes qu'une différence d'intensité ; celle-ci est plus grande, en général, dans la chlorose que dans l'anémie parce que « c'est dans la chlorose comme le dit M. G. Sée, qu'on observe l'aglobulie la plus considérable. »

Il y a cependant quelques phénomènes qui, dans la chlorose, attirent plus spécialement l'attention. Ces phénomènes, seuls capables de fournir quelque lumière sur la nature et sur l'étiologie de la chlorose, seront les seuls aussi qui devront nous arrêter ; nous ne ferons que mentionner les autres.

A. *Symptômes communs à la chlorose et à l'anémie.*

a. — Troubles des organes de la respiration :
Respiration accélérée, dyspnée.
b. — Troubles des organes de la circulation :
Palpitations.
Bruits de souffle à la région précordiale (bruits liquidiens) localisés généralement à l'orifice aortique.
Frémissement cataire sur le trajet des gros vaisseaux

du cou. Au même endroit : bruits musicaux, bruits de diable, bruit de rouet, bruit de souffle à double courant (Bouillaud).

Les bruits de souffle vasculaires sont plus fréquents à droite qu'à gauche.

Pouls ample et mou, quelquefois dicrote, d'une fréquence extrêmement variable.

c. — Troubles du système nerveux.

Modifications du caractère.

Céphalalgie, vertiges, éblouissements.

Tintements d'oreille.

Douleurs névralgiques (névralgies faciale, intercoscostale, etc.).

Anesthésies, spasmes, accès hystériques.

Paralysies.

d. — Troubles des organes de la digestion.

Gastralgie, pyrosis.

Pica, malacia, dyspepsie.

Constipation, météorisme.

B. Symptômes présentant quelques caractères propres à la chlorose.

1° *Aspect des malades.* Le symptôme qui décèle tout d'abord l'existence de la maladie, c'est l'excessive décoloration des téguments :

La peau et les muqueuses (conjonctives, lèvres, gencives, etc.) sont d'une extrême pâleur.

Mais la peau n'est pas seulement pâle, elle revêt une couleur jaunâtre ou jaune-verdâtre caractéristique.

De là, les noms de chlorose (χλωρός, jaune-vert), de pâles couleurs donnés à la maladie.

Cette pâleur, plus ou moins considérable des téguments, est-elle constante ? La rencontre-t-on nécessairement chez tous les malades affectés de chlorose ?

Ce serait une grave erreur de le croire.

Il n'est pas rare, en effet, de voir la chlorose exister et ne pas se trahir cependant par la décoloration des téguments; quelquefois même, il faut une certaine attention pour reconnaître, à côté d'un assez vif coloris du visage, des lignes d'un blanc mat qui siègent principalement autour des ailes du nez, aux paupières, aux oreilles. Telle est la variété de chlorose qu'on a désignée sous le nom de *chlorose rouge*, de *chlorosis fortiorum*.

Quelquefois encore le coloris du visage, est entouré de toutes parts par une teinte d'un blanc jaunâtre; la figure des malades présente alors un aspect qu'on a comparé avec justessse à celui des figures de cire.

Ainsi, si la pâleur jaune-verdâtre des téguments est un signe qu'on a justement considéré comme caractéristique de la chlorose, l'absence de ce symptôme ne saurait, à elle seule, avoir une signification négative.

Il ne faudrait donc pas tomber dans l'erreur de ces anciens médecins dont parle M. Nonat (1), «qui avaient généralement l'usage de prescrire des émissions sanguines, des applications de sangsues aux cuisses ou à l'anus, chez les jeunes filles mal réglées ou à menstruation tardive, surtout quand elles offraient une apparence de force et un teint assez prononcé du visage. »

C'est qu'en effet, continue M. Nonat : « une étude plus attentive a appris heureusement qu'il ne faut pas s'en laisser imposer par la coloration des joues et que,

---

(1) Nonat. Traité théorique et pratique de la chlorose, 1864.

souvent, une rougeur vive des téguments coïncide avec un sang appauvri et des bruits de souffle vasculaires. »

La pâleur des téguments trouve une explication naturelle dans la diminution des globules rouges et, par suite, de l'hématoglobine ; mais à cette cause, viendrait s'en ajouter une deuxième, d'après M. Sée, savoir : *la contraction des artérioles terminales*, dont la contractilité est sous la dépendance des nerfs vaso-moteurs, qui émergent de la moelle allongée et de la moelle épinière. Lorsque ces nerfs sont excités, ils déterminent lentement une contraction persistante des artérioles, « d'où il résulte une sorte d'oligaimie des parties périphériques. »

Quant à la coloration que l'on rencontre quelquefois chez les chlorotiques, elle serait due à la parésie, au relâchement des muscles vasculaires déterminés, à un moment donné, par l'excès de travail auquel ils ont été soumis ; de ce relâchement, résulte la distension des capillaires qui, recevant plus de sang, déterminent, par ce fait, une coloration plus marquée (Cl. Bernard).

Un fait bien remarquable peut s'observer, en même temps chez les chlorotiques, c'est que leur état n'est point incompatible avec un certain degré d'embonpoint : La graisse du tissu cellulaire sous-cutané est conservée ; elle ne participe pas chez eux à la dénutrition des autres tissus. C'est un caractère qu'on ne rencontre pas chez les anémiques et qui forme un contraste assez singulier avec l'indolence et la débilité des malades. Ceux-ci sont, en effet, incapables de soutenir un exercice un peu prolongé ; bientôt arrive la fatigue accompagnée de dyspnée et de palpitations plus ou moins violentes.

Ici encore, il faut faire quelques réserves quant à la constance du phénomène ; mais son absence, dans certains cas, peut s'expliquer facilement. Nous avons vu, plus haut, que si l'on doit distinguer l'anémie de la chlorose, il arrive assez souvent que ces deux états se compliquent l'un l'autre ; que la chlorose peut devenir la cause de diverses hémorrhagies et que sa présence n'exempte pas ceux qui en sont atteints de maladies dont l'anémie peut être la conséquence ; qu'il en résulte, par suite, un état morbide plus complexe qui a reçu le nom de chloro-anémie parce qu'il présente les caractères de ces deux affections. Or, l'amaigrissement accompagne presque toujours l'anémie.

La faiblesse musculaire des chlorotiques est due à l'imparfaite nutrition des muscles qui ne reçoivent qu'un sang pauvre en globules. On sait, en effet, que si les globules rouges ne fournissent pas directement aux tissus les éléments de leur réparation, ce sont eux qui apportent, avec l'hémoglobine, l'oxygène nécessaires aux combustions organiques.

De là, des entraves apportées aux décompositions, et la déchéance nutritive et fonctionnelle des muscles.

M. G. Sée explique la conservation du tissu adipeux dans la chlorose et sa disparition dans l'anémie par un mode de désassimilation différent pour chacun de ces deux états morbides.

Dans la chlorose, la dénutrition ne s'exercerait que sur les substances protéiques ; « elle s'opère aux dépens des tissus organiques plutôt que de la graisse, car les fonctions du développement individuel, qui sont seules en souffrance, n'utilisent que les corps protéiques et azotés. »

Dans l'anémie, au contraire, la déperdition porte indistinctement sur tous les éléments tant graisseux qu'albumineux des organes. »

2° *Aménorrhée et dysménorrhée.* L'aménorrhée (qu'il ne faut pas confondre avec la rétention du flux menstruel, Bernutz) et la dysménorrhée ont attiré tout particuliè·rement l'attention des auteurs qui se sont occupés plus spécialement de la chlorose.

C'est que, dans la chlorose, on observe ces troubles des organes ovaro-utérins d'une façon assez fréquente pour que certains pathologistes aient pu les considérer comme la cause même de cette maladie. Aujourd'hui, la généralité des auteurs s'accorde à considérer l'aménorrhée et la dysménorrhée comme des phénomènes simplement secondaires.

Cette manière de voir se justifie par l'observation même des faits; il n'est pas rare de voir les règles persister chez les chlorotiques et, quelquefois, sans qu'elles soient accompagnées de troubles qui attirent l'attention du côté des organes génitaux.

Doit-on, à l'exemple de M. Nonat, considérer l'aménorrhée et la dysménorrhée comme de simples compli-cations? Nous ne le pensons pas pour plusieurs raisons : nous invoquerons d'abord, sinon la constance des phénomènes, du moins le grand nombre de cas dans lesquels on les rencontre, l'importance qui leur a été attribuée pour ce motif, et enfin l'apparente sponta-néité de leur apparition, car l'aménorrhée et la dys-ménorrhée sont quelquefois les premiers signes qui révèlent l'existence de la maladie.

Mais nous ajouterons que ce ne sont pas des symptômes pathognomoniques parce qu'on peut les observer encore dans un assez grand nombre d'autres affections : phthisie, cachexies diverses, lésions utérines, etc.

A quelles causes faut-il attribuer l'aménorrhée et la dysménorrhée chlorotiques ?

Deux théories principales ont été émises à ce sujet : celle de M. Nonat, qui les rapporte à l'appauvrissement du sang ; celle de M. G. Sée, qui les rapporte aux troubles des fonctions ovariques.

Examinons d'abord la première.

A. M. Nonat distingue l'aménorrhée et la dysménorrhée *chlorotiques* en *primitives* et en *secondaires* ou éloignées.

L'aménorrhée et la dysménorrhée sont primitives quand elles surviennent à l'âge de la puberté.

M. Nonat explique l'aménorrhée *primitive*, soit par une congestion des organes de la génération, périodique, mais insuffisante pour amener une exhalation sanguine, soit même, « dans certains cas de chlorose profonde, quand l'appauvrissement du sang est extrême », par l'absence complète de la congestion utéroovarienne.

La dysménorrhée *primitive* serait due à une congestion insuffisante encore, mais se rapprochant de la congestion normale, assez pour donner lieu à un écoulement peu abondant d'un sang pâle et décoloré, pas assez pour produire des règles normales.

L'aménorrhée et la dysménorrhée *secondaires* sont celles qui se manifestent chez des chlorotiques déjà réglées et plus ou moins longtemps après l'établissement régulier de la menstruation.

Dans ce dernier cas « le seul point sur lequel il importe d'insister, dit M. Nonat, *parce qu'il doit former la base des indications thérapeutiques*, c'est *l'étiologie* et *le mode de production* de la suppression ou de l'insuffisance du flux menstruel. On comprend, en effet, qu'il n'est pas indifférent de savoir si l'aménorrhée et la dysménorrhée doivent être rattachées directement à l'influence de la chlorose, *si elles sont le résultat d'un plus grand appauvrissement du sang*, ou bien si elles sont étiologiquement indépendantes de la chlorose et si elles se sont produites sous l'action de causes fortuites . . . .

. . . .

« Si l'on parvient à constater, d'une manière certaine, l'intervention d'une de ces causes, on doit croire que la chlorose n'a exercé et n'exerce encore sur les troubles menstruels qu'une influence secondaire ; elle ne les a pas produits, elle contribue seulement à les entretenir, à les rendre plus opiniâtres. »

Il est impossible de poser plus clairement l'exposé du problème et de mieux faire ressortir l'importance qui s'attache à sa solution. Dans le cas actuel, nous n'avons aucune objection particulière à présenter, mais passons à l'alinéa suivant :

« En l'absence de toutes les causes qui viennent d'être énumérées, on est autorisé à attribuer l'aménorrhée et la dysménorrhée *secondaires* ou éloignées *à l'influence immédiate de l'appauvrissement du sang*. Dans ce cas les troubles menstruels sont à la fois *la conséquence* et l'expression *des progrès* de la chlorose ; l'aménorrhée et la dysménorrhée doivent donc coïncider avec une aggravation des symptômes chlorotiques proprement dits et avec une diminution plus sensible dans la proportion des globules sanguins. »

En d'autres termes, voici une chlorotique qui a été bien réglée jusqu'alors. Tout d'un coup sont survenus des troubles de la menstruation (aménorrhée ou dysménorrhée), il s'agit de savoir :

1° S'il faut attribuer à la chlorose les troubles actuels;

2° Si c'est à la chlorose, par quel mécanisme, « *par quel mode de production* », la chlorose a-t-elle déterminé ces troubles?

S'il est impossible de les expliquer par un accident qui eût été capable de les produire chez une femme antérieurement bien portante, c'est « *à l'appauvrissement du sang* » qu'il faut rapporter les troubles menstruels.

Nous pensons qu'il eût mieux valu dire : à la chlorose; parce que, quelle que soit l'opinion que l'on puisse avoir sur la nature de cette maladie, la conclusion n'aurait pu être contestée par personne; mais chlorose et appauvrissement du sang étant, pour M. Nonat, deux termes équivalents, nous admettrons que la première partie du problème est résolue; examinons maintenant comment M. Nonat explique la deuxième.

Dans le cas où l'aménorrhée et la dysménorrhée *secondaires* doivent être rapportées à la chlorose, « ces troubles menstruels sont à la fois *la conséquence* et l'expression *des progrès* de la chlorose. »

On peut concevoir comment, sous l'influence d'un sang appauvri, les organes de la génération peuvent n'avoir pris qu'un développement incomplet qui les rend impropres à exercer leurs fonctions; comment l'ovulation peut, sous l'influence d'un défaut de nutrition de l'ovaire, se faire d'une façon incomplète ou même ne pas s'effectuer du tout ; comment encore, si l'ovulation a eu lieu, les fibres musculaires utérines anémiées, incapables de réagir sous son influence, ne peuvent déterminer ou déterminent incomplètement la congestion des vaisseaux utérins.

Mais est-il aussi facile de se rendre compte de l'aménorrhée et de la dysménorrhée *secondaires* qui surviennent chez des femmes déjà réglées et chez lesquelles l'ovulation a suivi jusqu'alors sa marche régulière ? Peut-on saisir aussi bien, dans ce cas particulier, la relation de cause à effet qui existe entre *les progrès* de la chlorose et l'apparition des troubles menstruels, et pourquoi « l'aménorrhée et la dysménorrhée secondaires *doivent coïncider* avec une aggravation des symptômes chlorotiques proprement dits et avec une diminution plus sensible dans la proportion des globules sanguins. »

Si tout d'abord nous admettons cette théorie, n'avons-nous pas le droit d'en tirer la conclusion suivante :

Plus, chez une chlorotique, le sang devient pauvre en globules, plus il s'appauvrit, plus elle est exposée à voir survenir l'aménorrhée ou la dysménorrhée.

Telle est la conséquence légitime qu'on tire de la théorie de M. Nonat. Or nous verrons que c'est également par l'appauvrissement du sang que M. Nonat explique les hémorrhagies des divers organes et particulièrement la ménorrhagie et la métrorrhagie que l'on observe aussi chez les chlorotiques.

Comment comprendre alors qu'un même état du sang soit la cause de deux phénomènes aussi essentiellement différents ?

C'est ce qu'il est difficile d'expliquer et, en fait,

M. Nonat constate plutôt l'existence des deux phénomènes qu'il n'en fournit l'explication.

Pour expliquer cette hypothèse, il ne faudrait pas seulement admettre que des phénomènes de dénutrition se sont produits sous l'influence d'une altération progressive du sang ; il faudrait admettre de plus que la dénutrition a porté exclusivement sur l'ovaire et sur les muscles utérins. En effet, si les parois des vaisseaux, et en particulier celles des capillaires, n'échappent pas à la dénutrition des autres tissus, n'y a-t-il pas lieu de croire que l'appauvrissement du sang doit être une cause d'hémorrhagie plutôt qu'une cause d'aménorrhée ou de dysménorrhée?

Cependant la complexité des phénomènes physiologiques de l'ovulation et l'existence de certains faits cliniques (Joulin, *Traité d'accouchements*) qui prouvent que l'ovulation et la menstruation peuvent quelquefois s'effectuer indépendamment l'une de l'autre, ne nous permettent pas de rejeter, *à priori*, l'hypothèse de M. Nonat. Ces faits prouvent, entre autres choses, que, même sous l'influence d'une cause générale, comme l'appauvrissement du sang, et en dehors de toute lésion organique, les différents tissus de l'appareil utéro-ovarien peuvent être, au même moment, affectés d'une façon toute différente. Mais nous devions montrer, dans ce travail, que cette hypothèse est loin d'expliquer d'une façon simple et précise les troubles que nous venons d'étudier.

B. Selon M. G. Sée l'aménorrhée et la dysménorrhée reconnaîtraient pour cause une *ovulation défectueuse*. Celle-ci aurait un double résultat :

1° Les troubles de la menstruation ;

2° L'appauvrissement du sang occasionné lui-même « par le fonctionnement ou le développement anormal des organes ovaro-utérins qui use à son profit les matériaux de la nutrition intime. »

« L'ordre chronologique, conclut M. G. Sée, est donc celui-ci : « troubles des fonctions ovariques, puis comme effet connexe la chlorose et l'aménorrhée. »

Loin d'être, comme le pense M. Nonat, la conséquence de l'appauvrissement du sang, l'aménorrhée ne serait qu'un phénomène produit au même moment et ces deux phénomènes seraient le résultat d'une seule et même cause : l'ovulation imparfaite.

On voit que M. G. Sée formule du même coup et l'étiologie de l'aménorrhée chlorotique et l'étiologie même de la chlorose.

De plus, M. G. Sée attribue également à l'ovulation imparfaite et non à l'appauvrissement du sang, comme le fait M. Nonat, « cette chlorose ménorrhagique (décrite par Trousseau) avec flux menstruel d'autant plus abondant que la maladie fait plus de progrès, » car il ajoute plus loin :

En fait, l'aménorrhée et la ménorrhagie ne sont ni cause ni effet de l'altération du sang ; elles sont l'indice du travail organique qui détermine la chlorose. »

M. G. Sée, n'établit pas de distinction entre l'aménorrhée et la dysménorrhée *primitives* et l'aménorrhée et la dysménorrhée *secondaires*. Cette distinction nous semble cependant légitime et, de plus, il est utile, selon nous, de l'établir pour pouvoir reconnaître si les théories que l'on peut émettre, d'une manière générale, peuvent s'appliquer également à ces deux variétés.

La théorie de M. G. Sée explique bien les phénomènes qui se passent chez les jeunes filles chlorotiques au moment de la puberté ; les troubles menstruels (aménorrhée ou dysménorrhée) et l'appauvrissement du sang apparaissent ici comme les conséquences naturelles de l'ovulation incomplète et des dépenses nutritives exigées pour le développement des organes de la génération. Mais appliquée à l'aménorrhée et à la dysménorrhée secondaires, cette théorie rencontre tout d'abord une objection. Dans ce cas, en effet, il s'agit de femmes adultes ; les organes de la génération ont fonctionné pendant un certain temps d'une façon régulière et rien ne semble autoriser à croire que leur développement n'est pas parfait. Comment alors expliquer leur dénutrition et leurs troubles si d'ailleurs le sang n'a subi aucune altération.

Pour trouver la solution de cette question, il faut recourir à la théorie complète que M. G. Sée a faite de la chlorose. Pour lui, comme pour M. Nonat d'ailleurs, la chlorose n'est pas seulement une affection de l'âge de la puberté ; mais tandis que M. Nonat, comme nous le verrons, attribue la chlorose à *l'affaiblissement de la force d'hématose*, pour M. G. Sée, elle est engendrée par l'accroissement du corps, par le développement sexuel, etc. Si l'accroissement est trop rapide, si l'ovulation est imparfaite, il peut se faire néanmoins que *les symptômes restent*, pendant un temps plus ou moins long, *à l'état latent*, et alors :

« Chez les femmes adultes, s'il se fait une suppression brusque, la chlorose semble dater de ce jour ; on l'attribue à la frayeur, à l'impression du froid, aux causes morales, tandis que la dépression physique et la dénutrition des tissus précèdent souvent sans frapper l'attention du malade ni du médecin. »

C. *Complications de la chlorose.*

Ménorrhagie et métrorrhagie. — La ménorrhagie et la métrorrhagie sont des phénomènes *relativement* rares dans la chlorose (Trousseau) ; et l'on peut ajouter, surtout comme phénomènes primitifs, c'est-à-dire se produisant chez des jeunes filles au moment de la puberté. « La chlorose ménorrhagique, disent Trousseau et Pidoux (1), est rare chez les jeunes filles ; d'après nos relevés, nous ne l'évaluons qu'au douzième des cas. »

Le plus ordinairement ces phénomènes ne se produisent qu'à un âge plus avancé ; ils sont *relativement* rares, comme le dit Trousseau, c'est-à-dire qu'on les observe beaucoup moins souvent que l'aménorrhée et la dysménorrhée. Ceci pourrait tenir simplement, pensons-nous, à l'heureux résultat qn'on obtient, le plus généralement par l'emploi des préparations martiales, dès que les premiers accidents de la chlorose se manifestent, car abandonnés à eux-mêmes, ils tendent à s'exagérer de plus en plus. « Si l'hémorrhagie n'est pas rapidement arrêtée, la malade verra ses règles devenir plus abondantes, plus longues et plus fréquentes (Ch. West) (2). »

En général, on voit les ménorrhagies précéder les métrorrhagies. Les ménorrhagies deviennent d'abord de plus en plus abondantes ; puis, la maladie faisant des progrès, surviennent des métrorrhagies qui finissent

(1) Trousseau et Pidoux. Traité de thérapeutique.
(1) Ch. West. Traité des maladies des femmes.

par se répéter deux, trois et même quatre fois dans l'in-. tervalle des époques menstruelles. L'écoulement peut même ne pas cesser entre les époques et l'on ne reconnaît plus celles-ci qu'à une intensité plus considérable du flux de sang.

Pour M. G. Sée, comme nous l'avons vu, les hémorrhagies utérines de la chlorose ne seraient pas sous la dépendance de l'appauvrissement du sang ; elles seraient causées, ainsi que l'aménorrhée ou la dysménorrhée par une ovulation défectueuse.

Si, comme nous le pensons, M. G. Sée comprend sous cette dénomination générale les différents troubles dont peut être affecté l'appareil utéro-ovarien et en particulier la débilité de ses différents tissus, il est aisé de comprendre comment l'ovulation anormale peut être la cause *première* et principale des hémorrhagies utérines et pourquoi l'altération du sang ne joue dans leur production qu'un rôle secondaire. En effet, il est reconnu aujourd'hui que, quel que soit le degré d'altération du sang, quel que soit le mode de cette altération, l'hémorrhagie ne peut s'effectuer qu'autant qu'il existe dans les parois des vaisseaux des solutions de continuité.

« En admettant, dit M. Jaccoud, qu'il y ait deux influences simultanées, celle du sang et celle du vaisseau, il est bien évident que celle du vaisseau est la plus puissante, car en définitive s'il ne se rompait pas, il n'y aurait certainement pas d'hémorrhagie. »

« Il faut bien reconnaître, disent MM. Béhier et Hardy, que les globules sanguins, si altérée que soit la masse de sang, ne peuvent, à l'état de globules, traverser les parois des vaisseaux, si celles-ci ne cèdent pas dans un point par lequel se fait alors l'hémorrhagie. »

Mais si la lésion des capillaires peut être considérée à juste titre comme la cause première et principale des hémorrhagies ; si l'appauvrissement du sang ne joue *dans leur production* qu'un rôle tout à fait secondaire, il exerce une influence plus ou moins considérable, suivant son degré, sur leur abondance. A cet égard, on ne peut donc donc pas dire que les hémorrhagies ne sont pas sous la dépendance de l'appauvrissement du sang :

» Des règles trop copieuses causent l'atténuation et la dissolution du sang. L'atténuation et la dissolution du sang sont une cause d'hémorrhagie (Trousseau et Pidoux). »

Ces auteurs produisent encore un autre argument en faveur de cette opinion : l'influence qu'exerce le fer sur le sang des chlorotiques :

« Le fer, dans le cas d'hémorrhagie, a une double action ; il répare les pertes cruoriques et fibrineuses que la malade vient de faire et ensuite, par cela qu'il augmente la plasticité du sang, qu'il le rend plus coagulable, il met ce fluide dans des conditions telles qu'il sera moins facilement exhalé. »

« Chez les sujets affaiblis par la maladie, par une alimentation insuffisante, etc., la plasticité du sang ne se rencontre plus et l'on voit les moindres plaies donner lieu à un écoulement sanguin difficile à arrêter. En effet, chaque orifice des capillaires verse une gouttelette d'un sang séreux, incoagulable, qui ne tarde pas à produire une nappe liquide qui se renouvelle à chaque instant à la surface de la plaie. (Follin, *Traité de pathologie externe*). »

Enfin à ces causes d'hémorrhagie vient s'en ajouter une troisième, qui a été parfaitement décrite par Ch. West, dans son *Traité des maladies des femmes*; les hémorrhagies, en agissant *mécaniquement* sur les tissus deviennent à leur tour la cause de nouvelles et plus abondantes hémorrhagies :

« L'effort menstruel qui se produit tous les vingt huit jours ne laisse pas à l'utérus hyperémié le temps de revenir à son état normal, dans l'intervalle de chaque époque. A peine le sang a-t-il cessé de couler qu'il est encore déterminé vers la matrice par une nouvelle excitation de l'ovaire. Il en résulte que *le tissu de l'organe devient lâche, que ses vaisseaux, dilatés de plus en plus, par la répétition des phénomènes congestifs, sont de plus en plus aptes à laisser échapper le sang.* »

Nous conclurons de cette étude que, si nous pensons qu'on peut admettre l'ordre chronologique des phénomènes établi par M. G. Sée, savoir :

1° Ovulation défectueuse ;

2° Aménorrhée et chlorose.

Il faut placer au troisième rang les hémorrhagies utérines.

Le plus souvent la ménorrhagie et la métrorrhagie ne sont que des phénomènes greffés sur les premiers, des épiphénomènes ; par leur abondance, ou par leur répétition, ils déterminent un état plus complexe de la chlorose, la chloro-anémie.

IV.

NATURE ET ETIOLOGIE DE LA CHLOROSE.

A. *Nature de la chlorose.*

Une même altération du sang, des symptômes semblables, un même traitement, dans la chlorose et dans l'anémie; tels sont les faits sur lesquels se sont appuyés quelques auteurs pour assimiler complètement ces deux états morbides.

Nous n'insisterons pas ici sur les différences que nous avons déjà signalées; nous ajouterons seulement, à propos du traitement, qu'il est parfaitement établi aujourd'hui que le fer jouit d'une efficacité beaucoup plus grande dans la chlorose que dans l'anémie, et que l'hygiène, qui peut beaucoup pour celle-ci, n'a sur la chlorose qu'une influence secondaire. Une bonne hygiène, des toniques, des reconstituants, des stimulants suffisent pour amener la guérison de l'anémie; le fer est indispensable au traitement de la chlorose.

Il y a, comme nous croyons l'avoir établi, deux choses principales à distinguer nettement dans la chlorose : l'altération du sang, c'est-à-dire l'anémie chlorotique et *la cause* de cette anémie, la maladie, la chlorose elle-même qui l'a engendrée. En un mot l'effet et sa cause.

Il en est de même pour toutes les anémies; elles sont moins des maladies que le résultat de maladies; elles peuvent exister en même temps que celles-ci ou

durer plus longtemps qu'elles (anémies des convales-
cents, aménies post-hémorrhagiques, etc.). Dans tous
les cas, il est possible de remonter à la cause qui les a
produites et, souvent, la connaissance de cette cause
est indispensable pour instituer un traitement efficace.

Il était donc dans la logique des choses qu'on recher-
chât la cause de l'anémie chlorotique afin de pouvoir,
s'il était possible, combattre le principe même de la
maladie.

Mais s'il est toujours possible de remonter à la cause
première des anémies, il n'en est pas de même pour l'a-
némie chlorotique; les hypothèses les plus diverses ont
été émises sur son origine; la chlorose a été considérée
tour à tour comme une névrose, comme un état d'asthénie du système sanguin, comme l'expression d'un
état maladif des organes génitaux, etc., etc. Or, comme
nous l'avons déjà dit, la plupart des phénomènes qu'on
rencontre dans la chlorose sont sous la dépendance de
l'altération du sang; c'est ainsi qu'on explique la pâleur de téguments, les troubles des organes de la respiration et de la circulation, les troubles du système
nerveux, les troubles dyspeptiques et quelques uns au
moins des troubles de la menstruation. C'est donc la
cause de l'altération du sang qu'il faut rechercher
comme la cause même de la chlorose.

D'ailleurs les hypothèses que nous venons de mentionner ont trouvé de savants contradicteurs; nous
n'aurons donc à examiner ici que celles qui ont été
émises plus récemment, nous voulons parler des hypothèses de M. Nonat et de M. G. Sée.

D'une manière générale, on peut évidemment attribuer l'anémie globulaire de la chlorose, soit à une pro-

duction moins considérable de globules rouges, soit à une dépense exagérée de ces mêmes globules.

I. C'est à la 1re de ces causes générales que se rattache l'hypothèse de M. Nonat.

Suivant ce savant pathologiste, la chlorose est due à un *abaissement de la force d'hématose.*

Par force d'hématose, M. Nonat entend : « la résultante des fonctions qui concourent à la sanguification ou à la confection du sang ».

« La force d'hématose est corrélative de la richesse du sang ; elle s'évalue par la proportion des globules. Plus le sang est riche en globules, plus la force d'hématose est grande et réciproquement. La proportion des globules sanguines doit donc être considérée comme l'expression ou la mesure de la force d'hématose. . . .

. , ... ⸰ . . . . ·

« Si cette force est exagérée, les globules sont en excès dans le sang et il se produit un état morbide connu sous le nom de pléthore ; *si,* au contraire *la force d'hématose est abaissée,* la proportion des globules sanguines est aussi diminuée et il se manifeste alors un état pathologique opposé : *la chlorose.* »

On le voit, rien n'est plus simple : il y a moins de globules rouges parce que les organes qui les forment ou qui concourent à leur formation en produisent moins ; parce qu'il y a abaissement de la force d'hématose.

Mais M. Nonat n'indique nullement quels sont les motifs, quelles sont les observations sur lesquels il s'appuie pour conclure à un abaissement de la force d'hématose. Nous ne pouvons, en effet, considérer comme suffisant à entraîner la conviction, le fait pur et simple de la diminution des globules rouges, puis qu'on peut l'expliquer d'une façon tout aussi claire par la dépense exagérée qui peut en être faite dans l'économie. Pour convaincre, M. Nonat eût dû démontrer que la diminution des globules rouges coïncide avec des lésions de quelques-unes au moins des glandes hématopoiétiques. Mais les autopsies qui ont été faites d'individus chlorotiques n'ont rien révélé de semblable; les organes de l'hématopoièse présentent simplement les altérations qu'on observe dans les autres tissus.

II. L'hypothèse de M. G. Sée est toute différente : la diminution des globules rouges dépend, non plus d'une production moins considérable, mais d'une dépense exagérée.

M. G. Sée attribue cette exagération dans la dépense « à l'activité excessive des fonctions de développement.

« Chaque fois qu'il y a disproportion entre les forces de développement et les moyens réparateurs, la chlorose peut en être la conséquence. Celle-ci ne dépend donc pas exclusivement des fonctions de puberté; il existe, en effet, une chlorose de l'enfance, de l'âge de la puberté, de l'âge adulte et une chlorose puerpérale.....

. . . .

« Lorsqu'il s'agit de pourvoir aux fonctions d'accroissement ou de reproduction, *les globules blancs ne peuvent plus être utilisés dans un autre but*; ils ne servent plus à la formation des hématies; loin de là, les hématies sont moins nombreuses chez l'enfant et chez la femme menstruée que chez l'homme adulte; à cet égard les fonctions progressives agissent comme les saignées qui, elles aussi, appauvrissent le sang en globules rouges. »

C'est pourquoi M. G. Sée définit la chlorose :

« Une anémie globulaire, par suite des besoins nutritifs que réclament les fonctions de reproduction et d'accroissement. »

Cette véritable théorie explique bien la source de l'anémie chlorotique, c'est-à-dire *la nature* même de la chlorose ; elle rend bien compte des phénomènes qu'on observe chez les enfants, chez les jeunes filles pubères, chez les femmes enceintes. De plus, elle explique *la cause* des phénomènes, leur raison d'être à telle ou telle époque de la vie ; s'appuyant constamment sur la constitution du sang à ces différentes périodes de l'existence, M. G. Sée explique tour à tour la cause spéciale des différentes chloroses.

On conçoit dès lors qu'on doive observer cette maladie avec plus de fréquence chez les enfants, chez les jeunes filles, chez les femmes enceintes, puisque l'activité du développement est plus grande dans l'enfance qu'à aucune autre époque de la vie ; puisqu'il y a, au moment de la puberté, une activité considérable de développement de l'appareil utéro-ovarien ; puisqu'enfin la femme enceinte est destinée à fournir au fœtus les éléments nutritifs.

Ce qu'on ne voit pas aussi bien dans cette théorie, c'est le lien qui enchaîne généralement les unes aux autres ces différentes chloroses. On voit bien des chloroses, on ne reconnaît·pas la chlorose, cette chlorose qui, suivant M. Nonat, domine la vie de l'individu, qu'il reçoit de ses parents et qui, le plus souvent, dure autant que lui. Trousseau et Pidoux ont également attiré l'attention sur ce caractère de la chlorose : « beaucoup de femmes, disent-ils, se souviennent toute leur vie de la chlorose, en ce sens qu'elles sont sans cesse sous l'imminence d'une récidive. » Cependant nous verrons, dans le paragraphe suivant, que M. G. Sée, lui aussi, admet ces sortes de chloroses, mais il les range dans une classe spéciale : les chloroses héréditaires.

B. *Etiologie de la chlorose.*

De l'avis de tous les auteurs, le *sexe* joue un rôle très-important dans l'étiologie de la chlorose. Bien que la plupart n'aient pas contesté l'existence de cette maladie chez l'homme, tous s'accordent à reconnaître, néanmoins, qu'elle est infiniment plus fréquente chez les femmes et surtout chez les jeunes filles. Il n'existe d'ailleurs aucun signe physique ou fonctionnel qui puisse permettre de distinguer chez l'homme, la chlorose de l'anémie ; les antécédents du malade peuvent seuls éclairer sur la nature de sa maladie ; la chlorose de l'homme doit donc être assez souvent méconnue, et c'est, sans doute, pour ce motif que Trousseau a pu dire : « La chlorose est l'apanage tellement exclusif des femmes qu'on a peine à trouver un jeune garçon chlorotique. »
Chez les femmes on a distingué, comme nous l'avons vu, diverses sortes de chloroses ; la chlorose de la puberté, la chlorose de la grossesse, la chlorose de l'allaitement, la chlorose de la ménopause. Une seule de ces variétés présente des caractères cliniques qui ne permettent pas de la méconnaître, c'est la chlorose de la puberté ; c'est d'ailleurs la seule qui soit admise exclusivement par tous les auteurs, bon nombre de ceux-ci rangeant les autres dans la grande classe des anémies.

L'*âge* est un élément également important dans l'étiologie de la chlorose. Les statistiques qui ont été faites à
cet égard apportent un nouvel argument en faveur de
l'importance prépondérante de la chlorose de la puberté.

Sur 138 femmes atteintes de chlorose, Cantrel en a
trouvé 100 âgées de 15 à 25 ans.

Enfin, d'après M. Nonat, les 8 dixièmes des enfants
âgés de 4 à 12 ans sont affectés de chlorose. N'y aurait-il
pas lieu de penser que bon nombre des cas de chlorose
observés par M. Nonat pourraient être légitimement
placés dans la classe des anémies? Ce qui nous le fait
soupçonner c'est, d'une part, que les symptômes si-
gnalés par M. Nonat ne sont pas exclusifs à la chlorose,
qu'on les rencontre dans l'anémie ; que les bruits de
souffle vasculaires, en particulier, ne suffisent pas pour
caractériser la chlorose ni l'anémie (Roger) et qu'on
peut les rencontrer dans une foule de circonstances
très-diverses (G. Sée). D'autre part, que les causes
d'anémie sont extrêmement nombreuses chez les enfants. Or, ce dernier fait acquiert une valeur d'autant
plus grande, dans la circonstance, que M. Nonat, pour
admettre une proportion aussi considérable d'enfants
chlorotiques, ne s'appuie que sur une statistique assez
restreinte de 68 cas observés en ville et sur *un grand
nombre de faits observés à l'hôpital.*

N'est-il pas permis de croire que bon nombre de ces
faits ont été recueillis sur des enfants dont l'hygiène
avait plus ou moins laissé à désirer ?

Mais le fait qui domine l'étiologie de la chlorose, suivant M. Nonat, c'est *l'hérédité :*

» La chlorose, en général, *est une affection congénitale* ;
il faut donc chercher la cause première, la cause essen-

tielle, dans les conditions mêmes qui président au développement du fœtus et souvent dans le tempérament ou
la constitution des parents.

« La plus active, la plus importante de ces conditions,
c'est l'hérédité. . . . .

Mais M. Nonat ne met pas en doute « que des parents
mal portants, d'une constitution chétive et délicate,
tuberculeux ou affectés de quelque autre maladie constitutionnelle ou diathésique, puissent procréer des enfants chlorotiques. »

Enfin les mauvaises conditions hygiéniques dans
lesquelles vit la mère pendant sa grossesse, les accidents morbides qui peuvent survenir dans le cours de
celle-ci et aussi les vices de conformation du fœtus, les
maladies du placenta peuvent être également causes
efficientes de la chlorose.

« Les influences qui agissent plus tard sur l'enfant,
après la naissance, sont incapables de produire directement cet état morbide ; elles ne peuvent que l'aggraver
ou le rendre manifeste s'il était latent. »

Sans être aussi exclusif, sans nier la possibilité de
causes efficientes en dehors de l'hérédité ou de la mauvaise constitution des parents, sans nier que la chlorose
puisse se produire de toute pièce chez un individu,
sous l'influence de causes qui lui seraient particulières,
nous adopterons ici à peu près complètement l'opinion
de M. Nonat. Bien que M. G. Sée, comme nous l'avons
dit, ait consacré dans son savant traité un paragraphe
aux chloroses héréditaires et constitutionnelles, nous
pensons qu'il ne leur a pas fait la part aussi large qu'il
leur convient. Tous les individus passent, en effet, par
les mêmes phases de développement ; chez tous on re-

trouve, aux différentes époques de la vie, les mêmes rapports des éléments dans la constitution du sang, la même tendance au développement, à l'accroissement. Si donc quelques sujets présentent l'exagération d'une disposition toute physiologique, si chez eux l'activité du développement n'est plus en rapport avec les moyens réparateurs, ne peut-on en conclure que, dans le plus grand nombre des cas, ces sujets apportent en naissant une prédisposition à la chlorose? « La chlorose, dit M. Bouillaud, est due à une prédisposition native, originelle, prédisposition organique aussi réelle qu'elle est difficile à définir. » On est d'autant plus fortifié dans cette opinion que la chlorose, comme le dit M. G. Sée, « prend sa source dans la constitution ; qu'on l'observe chez les sujets placés dans les meilleures conditions hygiéniques, » tandis que, d'autre part, une mauvaise hygiène ou des privations ne pourraient produire que l'anémie.

Nous pensons, de plus, que si l'enfance, la puberté, la grossesse sont des circonstances favorables *au développement* de la maladie, on ne peut, en aucun cas, considérer des causes aussi générales, des états purement physiologiques, comme constituant de véritables imminences morbides.

D'autre part, la nature de la chlorose, c'est-à-dire l'activité exagérée des fonctions de puberté et d'accroissement, puisant sa seule raison d'être dans une organisme défectueux, « les influences extérieures n'ayant aucun pouvoir de produire la chlorose, » est-il téméraire de conclure que la chlorose, maladie constitutionnélle, doit être le plus souvent congénitale et héréditaire.

CONCLUSIONS.

I. — *Différence de la chlorose et de l'anémie.*

La chlorose est une *cause* qui a pour effet une anémie globulaire.

L'anémie est *l'effet* d'un état morbide antérieur.

La chlorose *est une maladie* ; abandonnée à elle-même, elle tend à devenir de plus en plus grave.

L'anémie *est le résultat* d'une maladie ; *elle tend* à cesser d'elle-même, plus ou moins rapidement, selon les cas, par la régénération des globules.

Par suite d'hémorrhagies, de privations, d'une mauvaise hygiène, de maladies, la chlorose peut se compliquer d'anémie et donner lieu à un état morbide composé, la chloro-anémie.

II. — *Nature et étiologie de la chlorose.*

La chlorose est une maladie qui dépend « de l'activité exagérée des fonctions de puberté et d'accroissement. » (G. Sée.)

C'est une maladie constitutionnelle, souvent congénitale, souvent héréditaire.

III. — *Définition de la chlorose.*

La chlorose est une maladie constitutionnelle, souvent congénitale, souvent héréditaire, causée par l'activité exagérée des fonctions de puberté et d'accroissement, et caractérisée anatomiquement par une anémie globulaire.

PARENT, imprimeur de la Faculté de Médecine, rue M^r le-Prince, 31.

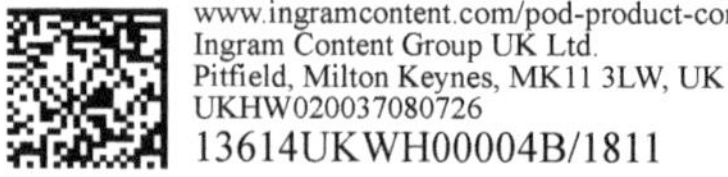
www.ingramcontent.com/pod-product-compliance
Ingram Content Group UK Ltd.
Pitfield, Milton Keynes, MK11 3LW, UK
UKHW020037080726
13614UKWH00004B/1811